AF466997

RÉSERVE ET ARMÉE TERRITORIALE

SERVICE DE SANTÉ
MILITAIRE

RECRUTEMENT, AVANCEMENT & ADMINISTRATION DES MÉDECINS, PHARMACIENS & OFFICIERS D'ADMINISTRATION

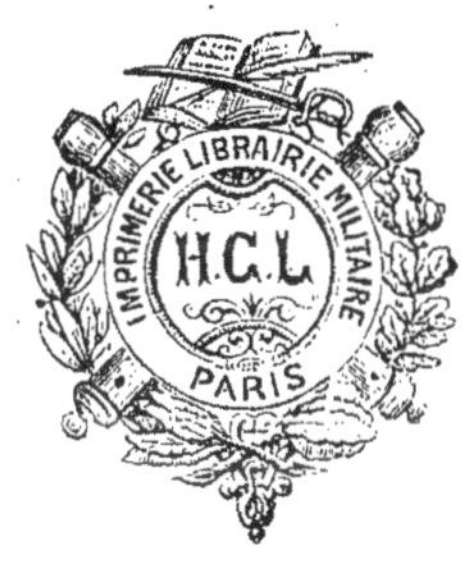

PARIS
HENRI CHARLES-LAVAUZELLE
Éditeur militaire
10, Rue Danton, Boulevard Saint-Germain, 118
(MÊME MAISON A LIMOGES)

T 138 278

RÉSERVE ET ARMÉE TERRITORIALE

SERVICE DE SANTÉ

MILITAIRE

RECRUTEMENT, AVANCEMENT & ADMINISTRATION DES MÉDECINS, PHARMACIENS & OFFICIERS D'ADMINISTRATION

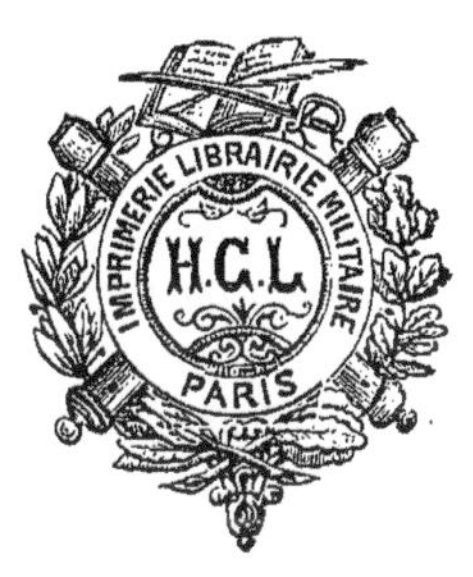

PARIS

HENRI CHARLES-LAVAUZELLE

Éditeur militaire

10, Rue Danton, Boulevard Saint-Germain, 118

(MÊME MAISON A LIMOGES)

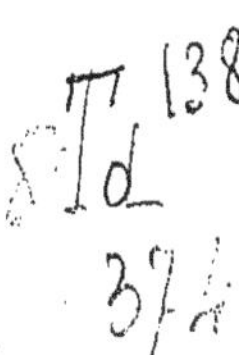

DISPOSITIONS SPÉCIALES AU SERVICE DE SANTÉ MILITAIRE.

(RÉSERVE ET ARMÉE TERRITORIALE.)

ADMINISTRATION.

(Instruction du 28 décembre 1898 (*suite*).

TITRE I.

MÉDECINS ET PHARMACIENS DE RÉSERVE ET DE L'ARMÉE TERRITORIALE.

Dispositions générales.

Art. 1er Le recrutement et l'avancement des médecins et pharmaciens de réserve et de l'armée territoriale ont lieu conformément aux règles fixées par le décret du 9 août 1897, annexé à la présente instruction, et aux dispositions de détail indiquées ci-après.

Art. 2. La répartition, l'instruction, l'administration et l'inspection des médecins et pharmaciens de réserve et de l'armée territoriale ont lieu conformément aux prescriptions générales du 16 juin 1897 et de la présente instruction (dispositions générales), sous réserve des dispositions spéciales indiquées ci-après.

Recrutement.

Art. 3. Le rapport particulier modèle n° 2 prévu par l'article 2 (dispositions générales) est établi pour tous les officiers du corps de santé qui sont admis à quitter l'armée active soit par retraite, soit par démission.

Ce rapport est annoté par le directeur du service de santé du corps d'armée, même si l'officier auquel il s'applique provient des corps de troupe ou de la non-activité (1).

Art. 4. Le recensement des docteurs en médecine et des pharmaciens de 1re classe civils s'opère d'une manière permanente au moyen de l'envoi régulier au Ministre de la guerre (7e Direction), par les soins des secrétaires des facultés de médecine ou écoles supérieures de pharmacie, de bulletins indi-

(1) L'avis du directeur du service de santé est exprimé dans ces deux derniers cas dans la colonne « Observations » dudit rapport.

viduels certifiant l'obtention par les intéressés soit du diplôme de docteur en médecine, soit de celui de pharmacien de 1re classe.

Le Ministre communique aux généraux commandant les corps d'armée les noms des nouveaux docteurs en médecine ou pharmaciens de 1re classe domiciliés sur le territoire de leur commandement.

Art. 5. Les généraux font établir pour chacun de ces docteurs en médecine ou pharmaciens de 1re classe, par le bureau de recrutement intéressé, un état signalétique et des services.

Ils prescrivent une enquête sur l'honorabilité de ceux qui par leur situation au point de vue du recrutement sont susceptibles d'être nommés au grade de médecin ou pharmacien aide-major de 2e classe.

Ils transmettent au directeur du service de santé de leur corps d'armée les noms des nouveaux docteurs en médecine ou pharmaciens de 1re classe du corps d'armée, les états signalétiques et des services les concernant, ainsi que les résultats des enquêtes relatives à leur honorabilité.

Art. 6. Le directeur établit, en double expédition, pour chacun des docteurs en médecine ou pharmaciens de 1re classe du corps d'armée, une feuille de renseignements d'ordre militaire et d'ordre technique (modèle n° 1, annexé à la présente instruction ; dispositions spéciales).

Une de ces expéditions est adressée au Ministre de la guerre (7e Direction), soit en même temps que le mémoire de proposition pour le grade de médecin ou pharmacien aide-major de 2e classe, soit isolément, si le mémoire en question n'a pu être établi.

L'autre expédition de cette feuille de renseignements est conservée dans les archives de la direction du service de santé du corps d'armée.

Si l'intéressé, après sa nomination au grade de médecin ou de pharmacien aide-mapor de 2e classe, est employé dans un corps d'armée autre que celui au titre duquel il a été proposé, cette seconde expédition de la feuille de renseignements sera adressée au directeur du service de santé du corps d'armée d'affectation.

Art. 7. Le directeur du service de santé du corps d'armée invite les docteurs en médecine du corps d'armée qui remplissent les conditions requises pour obtenir le grade de médecin aide-major de 2e classe à lui faire parvenir une demande en vue de leur nomination à ce grade.

Les pharmaciens de 1re classe se mettront spontanément en instance auprès du directeur du service de santé du corps d'armée, s'ils désirent occuper un des emplois qui deviendraient vacants dans le cadre des pharmaciens aides-majors de 2e classe.

Art. 8. Les candidats au grade de médecin ou pharmacien aide-major de 2e classe adressent au directeur du service de santé du corps d'armée, en même temps que leur demande de nomination :

1° Un extrait de leur acte de naissance;

2° Un extrait de leur casier judiciaire;

3° Un extrait, s'il y a lieu, de leur acte de mariage;

4° Le certificat d'aptitude administrative (modèle E, prescrit par le règlement sur les médecins auxiliaires), s'ils en sont détenteurs. — Les candidats qui n'auraient pas subi avec succès, au cours de leur scolarité, les épreuves de l'examen d'aptitude administrative font connaître au directeur du service de santé l'époque à laquelle ils désirent se présenter audit examen.

Les extraits visés ci-dessus sont délivrés sur papier libre.

Art. 9. Ne sont pas proposés pour le grade de médecin ou pharmacien aide-major de 2e classe :

1° Les docteurs en médecine ou les pharmaciens de 1re classe qui ont été l'objet d'une des condamnations visées à l'article 1er du décret du 31 août 1878 portant règlement sur l'état des officiers de réserve et de l'armée territoriale;

2° Ceux à qui l'enquête prescrite par l'article 5 ci-dessus a été défavorable;

3° Ceux qui ont été exemptés du service ou classés dans les services auxiliaires de l'armée par les conseils de revision;

4° Ceux qui, après avoir été reconnus bons pour le service, ont été réformés par les commissions spéciales de réforme.

Art. 10. Les pharmaciens de 1re classe ne sont proposés pour le grade de pharmacien aide-major de 2e classe que s'ils ont obtenu à l'examen d'aptitude administrative la note « très bien » ou « bien ».

Art. 11. Le directeur du service de santé du corps d'armée établit, pour chacun des candidats non éliminés, un mémoire de proposition (modèle n° 2 des dispositions spéciales) qui devra être annoté par le général commandant le corps d'armée et parvenir au Ministre accompagné des pièces visées par l'article 8 qui précède, ainsi que de la demande de nomination du candidat, de l'état signalétique et des services le concernant et de la feuille de renseignements modèle n° 1.

Art. 12. Les examens pour l'obtention du certificat d'aptitude administrative par les docteurs en médecine et les pharmaciens de 1re classe qui n'en sont pas détenteurs se passent au chef-lieu de chaque corps d'armée, à des dates fixées par le directeur du service de santé du corps d'armée.

Toutefois lesdits examens ne peuvent avoir lieu qu'une fois tous les deux mois.

Art. 13. La commission d'examen comprend trois médecins militaires, dont un médecin principal de 2e classe ou major de 1re classe, président, et deux médecins-majors de 1re classe ou de 2e classe.

La même commission examine les candidats médecins ou pharmaciens, sous la réserve que si le chef-lieu du corps d'armée dispose du personnel nécessaire à cet effet, un des médecins majors sera remplacé, pour l'examen des candidats pharmaciens, par un pharmacien militaire ayant au plus le grade de pharmacien major de 1re classe.

Les membres de la commission sont désignés par le directeur du service de santé du corps d'armée, s'ils sont attachés au service hospitalier, et par le général commandant le corps d'armée, sur la proposition du directeur du service de santé, s'ils sont affectés aux corps de troupe.

La convocation des candidats est assurée par les soins du directeur du service de santé du corps d'armée.

Art. 14. L'examen consiste pour les candidats médecins ou pharmaciens en interrogations orales sur les matières composant le programme de l'examen auquel sont astreints les étudiants en médecine qui sollicitent le grade de médecin auxiliaire.

Le président de la commission fait connaître aux candidats les résultats de l'examen et adresse au directeur du service de santé du corps d'armée les certificats d'aptitude administrative, modèle E, établis au nom de chaque candidat reçu, ainsi qu'un procès-verbal de la séance d'examen contenant la liste nominative des candidats qui se sont présentés avec l'indication de la note obtenue par chacun d'eux.

La note inscrite sur les certificats d'aptitude sera exprimée par l'une ou l'autre des mentions ci-après : « passable », « assez bien », « bien », « très bien ».

Les certificats d'aptitude sont joints aux mémoires de proposition pour le grade de médecin ou de pharmacien aide-major de 2e classe.

Les procès-verbaux des séances d'examen seront conservés dans les archives de la direction du service de santé du corps d'armée.

Répartition.

Art. 15. Les médecins de réserve sont affectés, en principe, aux corps de troupe actifs ou de réserve ou aux formations sanitaires mobilisées, spécialement aux ambulances.

Les médecins de l'armée territoriale sont affectés aux corps de troupe de cette armée, aux formations sanitaires mobilisées, au service de santé des places de guerre ou aux hôpitaux du territoire.

Les médecins de réserve ou de l'armée territoriale ayant fait preuve d'aptitude chirurgicale sont désignés, de préférence, pour les formations sanitaires mobilisées, les places de guerre ou les hôpitaux du territoire.

Les pharmaciens sont affectés, qu'ils appartiennent à la réserve ou à l'armée territoriale, aux formations sanitaires mobilisées, à l'exception des ambulances, au service de santé des places de guerre ou aux hôpitaux du territoire.

Instruction.

Art. 16. Le Ministre de la guerre détermine annuellement, dans la limite des crédits disponibles, le nombre des médecins de réserve ou de l'armée territoriale à convoquer dans chaque corps d'armée ou gouvernement militaire.

Si les besoins du service de santé l'exigent, quelques-uns de ces médecins peuvent être appelés, à toute époque de l'année, pour accomplir une période normale d'instruction, soit dans les corps de troupe, soit dans les hôpitaux militaires ou les hospices mixtes.

Sous réserve de cette disposition, les médecins de réserve ou de l'armée territoriale sont convoqués, soit à l'époque des manœuvres générales, soit en même temps que les régiments de réserve ou les régiments territoriaux, et, quelle que soit leur affectation du temps de guerre, ils accomplissent leur période d'instruction dans un corps de troupe. Ceux que leur ordre de mobilisation attache aux corps de troupe sont appelés, autant que possible, avec les unités auxquelles ils appartiennent.

Art. 17. Les médecins de réserve et de l'armée territoriale sont convoqués par le directeur du service de santé et sur le territoire du corps d'armée ou gouvernement militaire dont ils relèvent par leur affectation.

Toutefois les médecins affectés à l'Algérie, à la Tunisie ou à la Corse et résidant en France seront convoqués, après entente entre les généraux commandant les corps d'armée intéressés, dans la région de corps d'armée où ils ont fixé leur domicile.

Réciproquement, les médecins résidant en Algérie, en Tunisie ou en Corse et affectés à des corps ou à des formations sanitaires de France accompliront leurs périodes d'instruction dans la région (Algérie, Tunisie, Corse) où ils sont domiciliés.

Art. 18. C'est au directeur du service de santé de leur corps d'armée d'affectation que les médecins de réserve et de l'armée territoriale doivent adresser les demandes qu'ils pourraient formuler en vue d'obtenir soit un sursis ou devancement d'appel, soit un changement de lieu de convocation ou une autorisation de stage sans solde.

Ce directeur statue sur les demandes dont il s'agit, à moins qu'elles ne tendent à l'accomplissement d'une période normale d'instruction ou d'un stage sans solde dans un corps d'armée autre que celui auquel les intéressés sont affectés.

Dans ce cas, les demandes, instruites d'abord par le directeur du service de santé du corps d'armée d'affectation, sont soumises à l'appréciation du général commandant le corps d'armée, qui les transmet, en cas d'acceptation, au général commandant le corps d'armée sur le territoire duquel les médecins désirent être convoqués.

Ce général statue sur les demandes qui lui sont adressées, après avoir pris l'avis du directeur du service de santé du corps d'armée.

Art. 19. Chaque médecin chef dans les corps de troupe ou dans les hôpitaux a la charge d'assurer l'instruction technique des médecins de réserve ou de l'armée territoriale qui sont placés sous ses ordres.

Il les initie, dans la mesure du possible, aux habitudes et aux maladies du soldat en les faisant participer effectivement, tant en garnison qu'aux manœuvres, à l'exécution du service médical.

Leur instruction est complétée par la démonstration pratique du matériel sanitaire de mobilisation et l'étude des principales dispositions du règlement sur le service de santé en campagne.

Administration.

Art. 20. Dans chaque corps d'armée, le directeur du service de santé administre les médecins ou pharmaciens de réserve ou de l'armée territoriale du corps d'armée, qui sont indépendants des corps de troupe (personnel des hôpitaux, des formations sanitaires mobilisées, des places de guerre, à la disposition du général commandant le corps d'armée).

Il tient le contrôle général nominatif (modèle n° 9 de la présente instruction, dispositions générales), le registre matricule, les livrets matricules n° 1 et les feuillets du personnel de ces médecins et pharmaciens de réserve ou de l'armée territoriale.

Pour les médecins affectés aux corps de troupe, il tient seulement le contrôle général nominatif (modèle n° 9 de la présente instruction, dispositions générales).

Situations nominatives.

Art. 21. Les chefs de corps comprennent les médecins de réserve ou de l'armée territoriale des corps de troupe sur les situations mensuelles ou trimestrielles qu'il leur appartient de fournir (art. 18 de la présente instruction, dispositions générales).

Ils adressent en outre au Ministre (7e Direction), le 1er décembre de chaque année, un état nominatif distinct des médecins de réserve ou de l'armée territoriale placés sous leurs ordres.

Cet état est établi conformément au modèle n° 3 annexé à la présente instruction (dispositions spéciales).

Le directeur du service de santé du corps d'armée fait parvenir semestriellement au Ministre (7e Direction) un état nominatif de tous les médecins, y compris ceux des corps de troupe, et pharmaciens de réserve ou de l'armée territoriale affectés au corps d'armée.

Cet état est arrêté au 1er juin et au 1er décembre de l'année ; il est établi sur des formules spéciales délivrées par l'administration de la guerre.

Bulletins de mutations.

Les mutations et les décès qui surviennent parmi les médecins, y compris ceux des corps de troupe, et les pharmaciens de réserve ou de l'armée territoriale du corps d'armée, sont notifiés immédiatement au Ministre (7e Direction) au moyen d'un bulletin de mutation établi par les soins du directeur du service de santé du corps d'armée.

Médecins et pharmaciens de réserve ou de l'armée territoriale fixés ou voyageant à l'étranger, aux colonies ou dans les pays de protectorat de l'Extrême-Orient. — Médecins de réserve ou de l'armée territoriale remplissant les fonctions de médecins sanitaires maritimes à bord des navires.

Art. 22. Les médecins ou pharmaciens de réserve ou de l'armée territoriale, fixés ou voyageant à l'étranger, ne sont pas mis en demeure d'offrir leur démission. Ils reçoivent, comme affectation de guerre, un emploi « à la disposition des généraux commandant les régions de corps d'armée des frontières de la France ». En cas de mobilisation, ils sont tenus de rejoindre leur poste d'extrême urgence.

Les médecins ou pharmaciens de réserve ou de l'armée territoriale résidant dans les colonies françaises ou dans les pays de protectorat de l'Extrême-Orient sont soumis aux règles générales édictées par l'article 24 de l'instruction sur l'administration des officiers de réserve ou de l'armée territoriale (dispositions générales).

Les dispositions arrêtées par le premier alinéa du présent article 22 à l'égard des médecins ou pharmaciens de réserve ou de l'armée territoriale fixés ou voyageant à l'étranger sont également applicables aux médecins de réserve ou de l'armée territoriale remplissant les fonctions de médecins sanitaires maritimes à bord des navires.

Toutefois ces médecins sanitaires maritimes ne sont pas tenus de rejoindre à la mobilisation le poste qui leur a été assigné dans l'armée de terre, s'ils ont reçu du Ministre de la marine une commission qui leur prescrit de rester, pendant la durée des opérations de guerre, à bord des navires sur lesquels ils ont été embarqués.

Inspection. — *Notes.*

Art. 23. Les médecins ou pharmaciens de réserve ou de l'armée territoriale sont notés, chaque année, sur des feuilles établies en double expédition dans les conditions fixées par le règlement du 16 juin 1897.

En outre, il est établi pour les médecins qui accomplissent une période normale ou un stage d'instruction, en deux ou trois expéditions suivant les cas spécifiés ci-dessous, un feuillet technique du modèle employé pour les officiers du corps de santé de l'armée active.

Le feuillet technique est annoté par le médecin chef de service dans les corps de troupe ou les hôpitaux, sous les ordres duquel ont été placés les médecins de réserve ou de l'armée territoriale pour l'accomplissement de leur période ou de leur stage d'instruction et par le directeur du service de santé du corps d'armée.

Des deux expéditions de la feuille de notes, une est adressée au Ministre de la guerre (7e Direction), l'autre est conservée soit par le chef de corps (médecins des corps de troupe), soit par le directeur du service de santé du corps d'armée (personnel des hôpitaux, des formations sanitaires mobilisées, des places de guerre, à la disposition du général commandant le corps d'armée). Chaque expédition de la feuille de notes doit être accompagnée d'une expédition du feuillet technique. Pour les médecins des corps de troupe, il est établi une troisième expédition du feuillet technique, laquelle est conservée par le directeur du service de santé du corps d'armée.

Art. 24. Les médecins de réserve et de l'armée territoriale qui accomplissent une période normale ou un stage d'instruction dans un corps ou établissement autre que celui où ils sont affectés sont notés au titre de ce corps ou de cet établissement; la deuxième expédition de la feuille de note est adressée, suivant l'affectation de l'intéressé, soit à son chef de corps, soit au directeur du service de santé du corps d'armée d'affectation; la troisième expédition du feuillet technique doit toujours parvenir au directeur du service de santé du corps d'armée d'affectation.

Propositions.

Art. 25. Le Ministre de la guerre détermine annuellement (inspection complémentaire pour l'inspection générale du service de santé), d'après les bases fixées au décret du 9 août

1897, l'ancienneté minima que doivent posséder les médecins et pharmaciens de réserve ou de l'armée territoriale pour pouvoir être l'objet d'une proposition en vue de leur nomination au grade supérieur.

L'initiative des propositions à établir en faveur des médecins et pharmaciens de réserve ou de l'armée territoriale appartient au directeur du service de santé du corps d'armée d'affectation, exception faite pour les médecins des corps de troupe, lesquels devront être proposés par leur chef de corps.

Art. 26. Les candidats au grade de médecin ou de pharmacien major de 2e classe dans la réserve ou dans l'armée territoriale doivent être pourvus d'un certificat d'aptitude audit grade, délivré par une commission d'examen composée :

1° Du directeur du service de santé du corps d'armée, président, qui peut déléguer un médecin principal du corps d'armee ;

2° De deux médecins principaux ou majors de 1re classe, qui sont désignés par le directeur du service de santé du corps d'armée, s'ils font partie du service hospitalier ; ou par le général commandant le corps d'armée, sur la proposition du directeur du service de santé, s'ils sont attachés aux corps de troupe.

Art. 27. La commission d'examen siège au chef-lieu du corps d'armée. Elle peut se réunir deux fois par an, soit en avril-mai, au début des travaux de l'inspection générale, soit en septembre-octobre, au cours ou à la fin des convocations de l'automne.

La date des réunions est fixée par le directeur du service de santé du corps d'armée. La convocation des candidats est également assurée par ses soins.

Les candidats se présentent à l'examen en tenue militaire.

Art. 28. Les médecins et pharmaciens aides-majors de 1re classe sont admis à subir les épreuves de l'examen d'aptitude dont il s'agit dès qu'ils sont entrés dans l'année qui précède celle où ils auront accompli les années de grade exigées par le décret sur l'avancement du 9 août 1897 (art. 12 et 22).

Ils adressent leurs demandes à cet effet au directeur du service de santé de leur corps d'armée d'affectation. Ce directeur peut les autoriser, s'ils le désirent, à subir ledit examen dans le corps d'armée de leur résidence. En ce cas, les demandes sont transmises, pour qu'il y soit donné satisfaction, au directeur du service de santé du corps d'armée sur le territoire duquel les intéressés ont fixé leur résidence.

Art. 29. Les épreuves de l'examen d'aptitude au grade de médecin ou pharmacien major de 2e classe consistent pour chaque candidat en interrogations orales sur les matières indiquées ci-après :

Loi du 19 mai 1834 sur l'état des officiers ;

Loi du 24 juillet 1873 relative à l'organisation générale de l'armée (édition mise à jour) ;

Loi du 13 mars 1875 relative à la constitution des cadres et effectifs (édition mise à jour) ;

Décrets des 29 juin 1878 et 8 juin 1879 sur la composition et le fonctionnement des conseils d'enquête ;

Décrets des 31 août 1878 et 3 février 1880 portant règlement sur l'état des officiers de réserve et de l'armée territoriale ;

Note ministérielle du 20 juillet 1881 sur les conseils d'enquête des officiers de réserve et de l'armée territoriale ;

Loi du 16 mars 1882 sur l'administration de l'armée, modifiée par la loi du 1er juillet 1889 ;

Loi du 15 juillet 1889 sur le recrutement de l'armée (édition mise à jour) ;

Décret du 9 août 1897 sur le recrutement et l'avancement des médecins et pharmaciens de réserve et de l'armée territoriale ;

Instruction du 28 décembre 1898 sur l'administration des officiers de réserve et des officiers de l'armée territoriale (parties relatives aux médecins et pharmaciens de réserve et de l'armée territoriale) ;

Règlement sur le service de santé à l'intérieur (lois, décrets et notices annexées) ;

Règlement sur le service de santé en campagne, lois, décrets et notices annexées ;

Décrets sur le service intérieur des corps de troupe et sur le service dans les places de guerre et les villes de garnison ;

Notions sur la composition en personnel et en matériel des formations sanitaires de campagne (service régimentaire, ambulances, hôpitaux de campagne et d'évacuation, trains sanitaires).

Art. 30. Le certificat d'aptitude au grade de médecin ou pharmacien major de 2e classe dans la réserve ou dans l'armée territoriale est établi au nom de chaque candidat reçu, en double expédition et conformément au modèle ci-après :

° RÉGION
DE CORPS D'ARMÉE.

PLACE D

SERVICE DE SANTÉ.

RÉSERVE ET ARMÉE TERRITORIALE.

Certificat d'aptitude au grade de médecin (ou pharmacien) major de 2e classe.

Les membres de la commission constituée par application du décret du 9 août 1897 (art. 11 et 21) sur le recrutement et l'avancement des médecins et pharmaciens de réserve et de l'armée territoriale, ainsi que de l'instruction du 28 décembre 1898 (art. 26 des dispositions spéciales au service de santé) sur l'administration des officiers de réserve et de l'armée territoriale, certifient que :

M (nom et prénoms),
né à (commune, canton, département),
domicilié à (commune, canton, département),

médecin (ou pharmacien), aide-major de 1re classe de réserve (ou de l'armée territoriale) à (corps ou formation sanitaire auquel il est affecté), a subi avec succès les épreuves de l'examen d'aptitude au grade de médecin (ou pharmacien) major de 2e classe et a obtenu la mention (bien ou très bien).

A , le .

Les membres de la Commission,

(Signature des trois membres de la Commission et sceau du directeur du service de santé du corps d'armée.)

Une des expéditions de ce certificat est remise au candidat reçu, à la fin de la séance d'examen; l'autre expédition est adressée, suivant l'affectation de l'intéressé, soit au chef de corps dont il relève (médecins des corps de troupe), soit au directeur du service de santé du corps d'armée d'affectation (personnel des hôpitaux, des formations sanitaires mobilisées, des places de guerre, à la disposition du général commandant le corps d'armée). Cette seconde expédition sera annexée ultérieurement à l'état de proposition pour le grade de médecin ou pharmacien major de 2e classe. Elle serait envoyée, en cas de mutation de l'intéressé avant l'établissement de ladite proposition, au nouveau chef de corps ou directeur du service de santé sous les ordres duquel il serait placé.

Il est établi, en outre, un procès-verbal de la séance d'examen contenant la liste nominative des candidats qui se sont présentés avec l'indication de la note qu'ils ont obtenue.

Ce procès-verbal sera conservé dans les archives de la direction du service de santé du corps d'armée sur le territoire duquel l'examen a eu lieu.

Art. 31. La note ministérielle du 28 décembre 1889, pour l'application du décret du 19 décembre 1889, est abrogée.

TITRE II.

OFFICIERS D'ADMINISTRATION DE RÉSERVE ET DE L'ARMÉE TERRITORIALE DU SERVICE DES HOPITAUX MILITAIRES.

Art. 32. Sous réserve des dispositions spéciales ci-après, les prescriptions du règlement ministériel du 16 juin 1897 et celles de la présente instruction (dispositions générales) sont applicables aux officiers d'administration de réserve et de l'armée territoriale du service des hôpitaux militaires.

Avancement.

Art. 33. L'avancement des officiers d'administration de réserve et de l'armée territoriale du service des hôpitaux militaires est réglé par le décret du 19 avril 1898 ci-annexé.

Effectifs.

Art. 34. Les effectifs par grade des officiers d'administration de réserve et de l'armée territoriale du service des hôpitaux militaires sont fixés ainsi qu'il suit :

Officiers d'administration	principaux	20
	de 1re classe	40
	de 2e classe	40
	adjoints de 1re classe	300
	adjoints de 2e classe	Nombre déterminé par le Ministre suivant les besoins de la mobilisation.

Recrutement.

Art. 35 (1). Le cadre des officiers d'administration de réserve du service des hôpitaux militaires se recrute parmi :

1° Les officiers d'administration du cadre actif admis à la retraite ;

2° Les officiers d'administration du cadre actif démissionnaires et qui demandent un emploi dans la réserve ;

3° Les adjudants-élèves d'administration, les adjudants sous-officiers, les sergents-majors et les sergents des sections d'infirmiers militaires, retraités après quinze ans de service actif et proposés à leur libération pour le grade d'officier d'administration adjoint de 2e classe de réserve ;

4° Les sous-officiers de réserve provenant ou non des sections d'infirmiers militaires ;

5° Les anciens engagés conditionnels d'un an appartenant à la réserve ;

---

(1) Nouvelle rédaction. (Circulaire du 10 octobre 1899.)

Les candidats énumérés aux paragraphes 4° et 5° du présent article doivent satisfaire à des examens d'aptitude.

Art. 36 (1). Le cadre des officiers d'administration de l'armée territoriale du service des hôpitaux militaires se recrute parmi :

1° Les officiers d'administration du cadre actif admis à la retraite ;

2° Les officiers d'administration du cadre actif démissionnaires et qui demandent un emploi dans l'armée territoriale ;

3° Les officiers d'administration de réserve qui, après avoir atteint l'époque légale de leur passage dans l'armée territoriale, ne sont pas maintenus dans le cadre des officiers de réserve ;

4° Les adjudants-élèves d'administration, les adjudants sous-officiers, les sergents-majors et les sergents des sections d'infirmiers, retraités après quinze ans de service actif et proposés à leur libération pour le grade d'officier d'administration adjoint de 2e classe de l'armée territoriale ;

5° Les sous-officiers de l'armée territoriale provenant ou non des sections d'infirmiers militaires ;

6° Les anciens engagés conditionnels d'un an appartenant à l'armée territoriale.

Les candidats énumérés aux paragraphes 5° et 6° du présent article doivent satisfaire à des examens d'aptitude.

Art. 37. Les hommes incorporés pour un an dans les sections d'infirmiers militaires, qui remplissent les conditions d'instruction nécessaires, sont admis à suivre les cours du peloton spécial prévu par la notice n° 12, annexée au règlement sur le service de santé de l'armée.

Ceux de ces jeunes soldats qui ont suivi avec succès les cours du peloton sont présentés au directeur du service de santé pour être inscrits au tableau d'avancement. Ils peuvent être nommés caporaux quand ils ont accompli six mois de service, dans la limite des vacances disponibles.

Tous les candidats ainsi acceptés peuvent concourir pour le certificat d'aptitude au grade de sous-officier dans la réserve.

Ils subissent dans la deuxième quinzaine d'août, devant le médecin-chef et l'officier d'administration commandant le détachement ou la section, un examen ayant pour but de constater leur instruction militaire et professionnelle.

Le certificat d'aptitude n'est délivré aux candidats ayant fait preuve de connaissances suffisantes qu'après avoir été soumis à l'acceptation et au visa du directeur du service de santé.

Les titulaires de ce certificat d'aptitude sont, au moment

(1) Nouvelle rédaction. (Circulaire du 10 octobre 1899.)

de leur renvoi dans leurs foyers, nommés caporaux, s'ils ne le sont déjà, et inscrits au tableau d'avancement pour le grade de sous-officier dans la réserve.

Ils peuvent être nommés à ce grade dès qu'ils ont accompli six mois de service dans le grade de caporal.

Art. 38. A l'exception des anciens angagés conditionnels, nul ne peut être nommé officier d'administration adjoint de 2e classe dans la réserve ou l'armée territoriale s'il n'a accompli deux années de service dans le grade de sous-officier.

Art. 39. Peuvent être admis, sur leur demande, dans le cadre auxiliaire du service de santé, comme officiers d'administration adjoints de 2e classe, les sous-lieutenants de réserve ou de l'armée territoriale de toutes les armes. Ces officiers doivent être pourvus par les soins d'un médecin-chef d'hôpital d'un certificat constatant qu'ils possèdent l'aptitude nécessaire aux travaux de rédaction et de comptabilité. Leur demande doit être accompagnée d'une offre de démission conditionnelle.

Le passage des officiers d'administration de réserve et de l'armée territoriale du service de l'intendance dans le service de santé peut également être autorisé par le Ministre, sur la demande des intéressés.

Art. 40. Les candidats au grade d'officier d'administration adjoint de 2e classe de réserve ou de l'armée territoriale ayant à satisfaire à des examens d'aptitude adressent leur demande aux généraux commandant les subdivisions de région où ils résident.

Dans cette demande, ils font connaître la situation ou l'emploi qu'ils occupent dans la vie civile.

Le général commandant la subdivision, après s'être entouré des renseignements nécessaires, adresse cette demande avec son avis motivé au général commandant la région de corps d'armée ; ce dernier fait parvenir la demande au directeur du service de santé.

Les demandes des candidats sont accompagnées d'un extrait du casier judiciaire délivré sur papier libre.

Le directeur du service de santé informe les candidats qui sont admis à prendre part aux examens d'aptitude.

La date à laquelle auront lieu ces examens est fixée chaque année par le Ministre.

Ils sont subis devant une commission composée d'un médecin principal ou major de 1re classe, président, et de deux officiers d'administration du service de santé.

L'examen porte sur les connaissances indiquées dans le programme ci-annexé.

Il comprend :

1° Une composition française, qui permettra d'apprécier l'aptitude du candidat aux travaux de rédaction ;

2° Des travaux d'arithmétique.

Les sujets des épreuves écrites sont donnés par le Ministre.

3° Un examen oral portant sur les matières contenues dans le programme.

Il est attribué des notes distinctives :

1° A la composition française ;

2° Aux problèmes d'arithmétique ;

3° A l'examen oral ;

4° Aux services antérieurs.

Le nombre des points résulte du produit obtenu en multipliant les notes respectivement par les coefficients indiqués ci-après :

L'échelle de notation va de 0I à 20.

Composition française	10
Arithmétique	5
Examen oral	10
Services antérieurs	5

Les candidats qui n'ont pas obtenu au minimum la note moyenne 11 sont ajournés.

Art. 41. Le directeur du service de santé établit pour chaque candidat reçu à l'examen un mémoire de proposition (modèle A, annexé au règlement ministériel du 16 juin 1897), et adresse la proposition au général commandant le corps d'armée, qui la transmet au Ministre (7e Direction).

Les propositions sont résumées séparément pour la réserve et l'armée territoriale en une liste d'aptitude au grade d'officier d'administration adjoint de 2e classe.

La liste d'aptitude est établie par ordre d'ancienneté dans le grade de sous-officier. Les candidats ayant la même ancienneté y sont inscrits, par ordre de préférence, en tenant compte des notes obtenues aux examens.

Les candidats classés sont nommés officiers d'administration adjoints de 2e classe de réserve ou de l'armée territoriale au fur et à mesure des vacances qui se produisent dans les emplois à pourvoir en cas de mobilisation.

Affectation.

Art. 42. Les officiers d'administration de réserve sont affectés, en principe, aux formations sanitaires mobilisées, spécialement aux ambulances.

Les officiers d'administration de l'armée territoriale sont affectés aux formations sanitaires mobilisées, au service de santé des places de guerre ou aux hôpitaux du territoire.

Instruction.

Art. 43. Les officiers d'administration de réserve et de

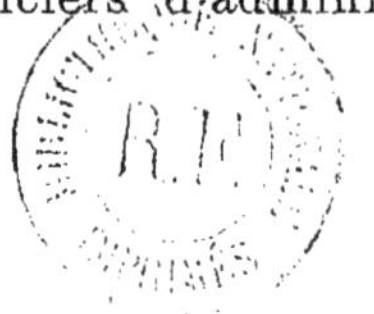

l'armée territoriale du service des hôpitaux militaires sont convoqués périodiquement dans la limite des allocations budgétaires mises chaque année à la disposition du service de santé.

Le nombre des officiers d'administration à convoquer par corps d'armée, les dates des périodes d'instruction, ainsi que le lieu de convocation, sont indiqués par le Ministre.

La convocation de ces officiers est assurée dans chaque corps d'armée conformément aux prescriptions relatives aux médecins de réserve et de l'armée territoriale. (Art. 17 et 18 des dispositions spéciales au service de santé.)

Administration.

Art. 44. Les officiers d'administration de réserve et de l'armée territoriale du service des hôpitaux militaires sont administrés par le directeur du service de santé de leur région d'affectation, qui tient, pour ce personnel, les documents prévus au second alinéa de l'article 20 des dispositions spéciales au service de santé. Le directeur fait figurer les officiers d'administration de réserve et de l'armée territoriale sur l'état nominatif semestriel, dont l'établissement est prescrit par l'article 21 des dispositions spéciales au service de santé : à chaque mutation ou décès, il adresse immédiatement un bulletin d'avis au Ministre de la guerre (7e Direction).

Art. 45. Les demandes des officiers d'administration de réserve et de l'armée territoriale sont adressées au directeur du service de santé de leur région d'affectation.

Inspection.

Art. 46. § 1er. Notes. — Les officiers d'administration de réserve ou de l'armée territoriale sont notés chaque année sur des feuilles de notes conformes au modèle C annexé au règlement du 16 juin 1897.

La première partie de ces feuilles de notes a trait à l'appréciation des services rendus par les officiers d'administration dans leurs foyers, en dehors des stages ou des convocations périodiques, et en particulier au titre des écoles d'instruction.

Ils y sont notés :

1° Par le directeur de l'école d'instruction ;

2° Par le directeur du service de santé ;

3° Par le général commandant la subdivision de leur résidence.

La deuxième partie des feuilles de notes est destinée à constater le degré d'instruction et l'aptitude dont les officiers d'administration ont fait preuve, soit pendant les périodes d'instruction ou les stages qu'ils ont accomplis au cours de l'année, soit dans les convocations antérieures.

Ils y sont notés :

1° Par le médecin chef de service ;

2° Par le directeur du service de santé.

Art. 47. Chaque année, à la date du 1er mai, les feuilles de notes à remplir en ce qui concerne la première partie sont adressées aux généraux commandant les subdivisions par les directeurs du service de santé. Elles leur sont renvoyées, à la date du 15 juillet, après avoir reçu, s'il y a lieu, les notes des directeurs des écoles d'instruction et, pour tous les officiers d'administration, celles du général commandant la subdivision, au point de vue de leur conduite, de leur tenue et de la considération dont ils sont entourés dans la vie civile.

Après avoir été complétées, en ce qui concerne la deuxième partie, les feuilles de notes sont transmises par les directeurs du service de santé aux gouverneurs militaires ou aux généraux commandant les corps d'armée qui les adressent au Ministre.

Une des expéditions de la feuille de notes est conservée par le directeur du service de santé et reste jointe au dossier de l'officier d'administration de réserve ou de l'armée territoriale.

Art. 48. Les officiers d'administration autorisés à accomplir une période ou un stage dans un corps d'armée autre que celui auquel ils sont affectés sont notés au titre de ce corps d'armée ; la deuxième expédition de la feuille de notes est transmise au directeur du service de santé du corps d'armée dont ils font normalement partie.

Art. 49. § 2. Propositions. — Les propositions concernant les officiers d'administration de réserve ou de l'armée territoriale sont établies dans les mêmes formes que celles des officiers d'administration de l'armée active et sont soumises à la commission de classement du service de santé.

Art. 50. Les candidats au grade d'officier d'administration de 2e classe doivent être pourvus d'un certificat d'aptitude, obtenu pendant une période d'instruction ou un stage, à la suite d'épreuves orales et écrites conformes au programme ci-annexé. Ils sont admis à subir ces épreuves dans l'année qui précède celle où ils auront accompli les années de grade exigées par le décret sur l'avancement.

Art. 51. La commission d'examen se compose :

1° Du directeur du service de santé, président, qui peut déléguer un médecin principal de l'armée active ;

2° D'un médecin principal ou major de 1re classe de l'armée active ; 3° D'un officier d'administration de l'armée active pourvu d'un grade supérieur à celui du candidat.	Désignés par le directeur du service de santé.

Un certificat faisant connaître par la mention « bien » ou « très bien » les résultats de l'épreuve est établi en double expédition, conformément au modèle ci-après :

° RÉGION
DE CORPS D'ARMÉE
—
PLACE D

SERVICE DE SANTÉ.

RÉSERVE ET ARMÉE TERRITORIALE

Certificat d'aptitude au grade d'officier d'administration de 2e classe.

Les membres de la Commission constituée par application de l'instruction ministérielle du 28 décembre 1898 (art. 51 des dispositions spéciales au service de santé) sur l'administration des officiers de réserve et de l'armée territoriale certifient que :
M (nom et prénoms),
né à (commune, canton, département),
domicilié à (commune, canton, département),
officier d'administration adjoint de 1re classe de réserve (ou de l'armée territoriale) à service ou formation sanitaire auquel il est affecté) a subi avec succès les épreuves de l'examen d'aptitude au grade d'officier d'administration de 2e classe et a obtenu la mention (*bien* ou *très bien*).

A le 19 .

Les membres de la Commission,

(Signature des trois membres de la Commission et sceau du directeur du service de santé du corps d'armée.)

Une des expéditions de ce certificat est remise au candidat reçu, l'autre est adressée au directeur du service de santé du corps d'armée d'affectation pour être annexée ultérieurement au mémoire de proposition pour le grade d'officier d'administration de 2e classe.

Art. 52. Les officiers d'administration de réserve et de l'armée territoriale autorisés à accomplir une période d'instruction ou un stage dans un corps d'armée autre que celui auquel ils appartiennent peuvent y obtenir le certificat d'aptitude ; mais la proposition à établir en leur faveur ne peut être faite que par le directeur du service de santé de leur région d'affectation.

• CORPS D'ARMÉE.

SERVICE DE SANTÉ MILITAIRE.

MODÈLE N° 1.

CANDIDATS AU GRADE DE MÉDECIN OU DE PHARMACIEN AIDE-MAJOR DE 2e CLASSE DANS LA RÉSERVE OU L'ARMÉE TERRITORIALE.

ARTICLE 6 des dispositions spéciales au service de santé de l'instruction ministérielle du 28 décembre 1898

FEUILLE DE RENSEIGNEMENTS (1).

M. (nom et prénoms) , né le à département d , demeurant à canton d département d , signalé par l , comme ayant été reçu (2)

Renseignements d'ordre militaire.

		OBSERVATIONS.
Classe à laquelle il appartient	de recrutement : de mobilisation :	
Tirage au sort	Subdivision de recrutement d Canton d département d Numéro de tirage :	
Corps où il a servi (3)	Indication du corps : Date de l'arrivée à ce corps : Date de la sortie du corps :	
Certificat de bonne conduite (4)		
S'il a bénéficié de l'une des dispenses prévues par la loi	Motif de la dispense :	
S'il a été exempté du service militaire	Motif de l'exemption :	
S'il a été classé dans les services auxiliaires	Motif du classement :	
Dates auxquelles ont eu lieu ou auront lieu les passages successifs	Dans la disponibilité de l'armée active : Dans la réserve de l'armée active : Dans l'armée territoriale : Dans la réserve de l'armée territoriale :	
Date à laquelle aura lieu la libération du service militaire		
Position actuelle de l'intéressé	Fait partie de (5) : Relève du bureau de recrutement d Est assigné en cas de mobilisation :	

(1) Cette feuille est établie en double expédition pour tous les docteurs en médecine et pharmaciens de 1re classe du corps d'armée. L'une de ces expéditions est adressée au Ministre (7e direction), soit en même temps que le mémoire de proposition pour le grade de médecin ou pharmacien aide-major de 2e classe, soit isolément si le mémoire en question n'a pu être établi. La seconde expédition est conservée dans les archives de la Direction du service de santé du corps d'armée.

(2) Docteur en médecine ou pharmacien de 1re classe.

(3) S'il a été engagé conditionnel, le mentionner à la colonne « Observations ».

(4) Indiquer par le mot « Accordé » ou « Refusé » si l'intéressé a obtenu ce certificat au départ du corps.

(5) Disponibilité ou réserve de l'armée active, armée territoriale ou sa réserve.

Renseignements d'ordre technique.

QUESTIONS.	RÉPONSES.
Dans quelle ville l'intéressé exerce-t-il sa profession ? A-t-il été, après concours, externe des hôpitaux ? Dans quelle ville ? A-t-il été, après concours, interne des hôpitaux ? Dans quelle ville ? Est-il médecin, chirurgien, accoucheur ou pharmacien des hôpitaux, nommé au concours ? Est-il chargé d'un service officiel, obtenu sans concours ? (Médecin d'hôpital, de lycée, de prison.) S'occupe-t-il exclusivement d'affections spéciales ou de sciences accessoires ? (Maladies des yeux, des oreilles, etc., bactériologie, chimie, etc.). Quels sont ses titres et travaux scientifiques ? Est-il marié ? Sait-il monter à cheval ?	

RÉSULTATS DE L'ENQUÊTE SUR L'HONORABILITÉ DE L'INTÉRESSÉ. (1)

Si le docteur en médecine ne peut être l'objet d'une proposition pour le grade de médecin aide-major de 2e classe, en indiquer ici le motif.

(1) Les résultats favorables seront signalés par un seul mot; les résultat défavorables seront expliqués en détail.

A , le 19 .

Le Directeur du Service de santé du corps d'armée,

° CORPS D'ARMÉE.

—

RÉSIDENCE DU CANDIDAT.

—

1° Commune d

2° Canton d

3° Département d

SERVICE DE SANTÉ MILITAIRE.

ARTICLE 11 des dispositions spéciales au service de santé de l'instruction ministérielle du 28 décembre 1898.

—

MODÈLE N° 2.

(1).....

MÉMOIRE de proposition pour le grade de (2) aide-major de 2e classe, en faveur de M. né le

à département d

(1) Réserve ou armée territoriale.

(2) Médecin ou pharmacien.

RENSEIGNEMENTS AU POINT DE VUE DU RECRUTEMENT	INDICATIONS RELATIVES aux services ANTÉRIEURS DU CANDIDAT.	DURÉE DES SERVICES, campagnes et blessures.			FAITS DE GUERRE méritant d'être cités.	EXTRAIT DES NOTES.		
1° Classe à laquelle appartient le candidat..... } Recrutement. Mobilisation. 2° Subdivision de recrutement dans laquelle il a satisfait à la loi. 3° Canton du tirage au sort et numéro du tirage.	1° Dernier grade. 2° Grade dans la Légion d'honneur. 3° Marié ou célibataire. 4° Physique (indiquer s'il peut faire campagne et s'il sait monter à cheval).	Ans.	Campagnes.	Blessures.		1° Conduite. Tenue. 2° Profession. 3° Titres scientifiques	Appréciation du Directeur du service de santé du corps d'armée. (Indiquer si l'intéressé paraît devoir être affecté de préférence à un corps de troupe à pied ou à cheval ou à une formation sanitaire.)	Appréciation du général commandant le corps d'armée.

NOTA. — Ce mémoire de proposition devra être accompagné de :
1° La demande de nomination du candidat ;
2° L'extrait de l'acte de naissance sur papier libre ;
3° L'extrait du casier judiciaire sur papier libre ;
4° L'état signalétique et des services ;
5° Certificat d'aptitude (modèle E) ;
6° Feuille de renseignements (modèle n° 1) ;
7° L'extrait de mariage s'il y a lieu.

A , le 19 .

Le Directeur du service de santé,

A , le 19 .

Le Général commandant le ° corps d'armée,

Porter toutes les inscriptions au recto à l'exclusion du verso.

ARTICLE 21
des dispositions spéciales au service de santé, de l'instruction ministérielle du 28 décembre 1898.

MODÈLE N° 3.

FORMAT :
Hauteur......... 0m,36
Largeur......... 0m,23

(1) Active ou territoriale.

(2) ou bataillon formant corps.

ARMÉE (1)

e RÉGIMENT (2).

Etat nominatif des médecins de la réserve ou de l'armée territoriale affectés au corps.

NOMS. Inscrire : 1° Les médecins de réserve; 2° Les médecins de l'armée territoriale. Dans chacune de ces catégories, l'ordre d'inscription sera déterminé par le grade et l'ancienneté dans le grade.	INITIALES des PRÉNOMS.	GRADES (Y COMPRIS LA CLASSE).	DÉCORATIONS. (LÉGION D'HONNEUR et médaille militaire.)	Indiquer pour chaque médecin s'il appartient à la réserve ou à l'armée territoriale.

MÉDECINS ET PHARMACIENS.
(RÉSERVE ET ARMÉE TERRITORIALE.)

RECRUTEMENT ET AVANCEMENT.

Décret portant règlement sur le recrutement et l'avancement des médecins et des pharmaciens de réserve et de l'armée territoriale.

Paris, le 9 août 1897.

Le Président de la République française,

Vu la loi du 14 avril 1832 sur l'avancement dans l'armée;

Vu les décrets du 23 mars 1852 et du 23 avril 1859 sur l'organisation du corps de santé de l'armée de terre;

Vu la loi du 24 juillet 1873 sur l'organisation de l'armée;

Vu la loi du 13 mars 1875 relative à la constitution des cadres et des effectifs de l'armée;

Vu le décret du 31 août 1878 portant règlement sur l'état des officiers de réserve et de l'armée territoriale;

Vu les lois du 16 mars 1882 et du 1er juillet 1889 sur l'administration de l'armée;

Vu les lois du 15 juillet 1889 et du 19 juillet 1892 sur le recrutement et l'organisation de l'armée,

Décrète :

TITRE Ier.

RECRUTEMENT.

Médecins et pharmaciens de réserve.

Art. 1er. Le cadre des médecins et pharmaciens de réserve est recruté parmi :

1° Les médecins et pharmaciens militaires de l'armée de terre retraités;

2° Les médecins et pharmaciens de l'armée de terre qui ont donné leur démission et qui demandent un emploi dans le cadre des officiers de réserve;

3° Les médecins et pharmaciens de l'armée de mer, pourvus du diplôme de docteur en médecine ou de pharmacien de 1re classe, retraités ou démissionnaires, qui, n'étant pas employés dans le service de la marine, désireraient être compris dans le cadre des officiers de réserve de l'armée de terre;

4° Les médecins et pharmaciens civils qui ont été reçus docteurs en médecine ou pharmaciens de 1re classe par une faculté française et qui sont classés dans la disponibilité ou la réserve de l'armée active.

Art. 2. Les anciens médecins ou pharmaciens militaires des armées de terre et de mer, retraités ou démissionnaires, peuvent être nommés dans la réserve avec le grade qu'ils possédaient dans l'armée active.

Toutefois, les démissionnaires ne peuvent obtenir ce grade qu'à la condition d'avoir servi pendant au moins six ans dans le corps de santé de l'armée de terre ou de l'armée de mer, à partir de leur promotion au grade de médecin ou pharmacien aide-major de 2e classe dans l'armée de terre, de médecin auxiliaire de 2e classe dans l'armée de mer.

Art. 3. Les médecins et pharmaciens civils ne peuvent être nommés, de prime abord, qu'au grade de médecin ou de pharmacien aide-major de 2e classe. Leur aptitude à ce grade est constatée par un examen spécial, dont les matières sont déterminées par un règlement ministériel.

Ils sont autorisés à subir cet examen comme étudiants en médecine ou en pharmacie, lorsqu'ils possèdent le nombre d'inscriptions exigées par le Ministre de la guerre.

Médecins et pharmaciens de l'armée territoriale.

Art. 4. Le cadre des médecins et pharmaciens de l'armée territoriale est recruté parmi :

1° Les médecins et pharmaciens militaires de l'armée de terre, retraités;

2° Les médecins et pharmaciens militaires de l'armée de terre qui ont donné leur démission et qui appartenant par leur âge à l'armée territoriale demandent un emploi dans le cadre des officiers de cette armée;

3° Les médecins et pharmaciens de l'armée de mer pourvus du diplôme de docteur en médecine ou de pharmacien de 1re classe, retraités ou démissionnaires, qui, n'étant pas employés dans le service de la marine, désireraient être compris dans le cadre des officiers de l'armée territoriale;

4° Les médecins et pharmaciens de réserve qui, ayant atteint l'époque légale de leur passage dans l'armée territoriale, ne sont pas maintenus dans le cadre des officiers de réserve;

5° Les médecins et pharmaciens civils qui ont été reçus docteurs en médecine ou pharmaciens de 1re classe par une faculté française et qui appartiennent à l'armée territoriale.

Art. 5. Les médecins et pharmaciens militaires de l'armée de terre, retraités, peuvent être nommés dans l'armée territoriale avec le grade qu'ils possédaient dans l'armée active ou même avec un grade supérieur.

Art. 6. Les médecins et pharmaciens militaires de l'armée de terre démissionnaires, les médecins et pharmaciens militaires de l'armée de mer, retraités ou démissionnaires, peuvent être nommés dans l'armée territoriale avec le grade qu'ils possédaient dans l'armée active.

Art. 7. Les médecins et pharmaciens de réserve conservent leur grade en passant dans l'armée territoriale.

Art. 8. Les médecins et pharmaciens civils ne peuvent être nommés, de prime abord, dans l'armée territoriale, qu'au grade de médecin ou pharmacien aide-major de 2e classe.

Ils doivent justifier, au préalable, qu'ils ont subi avec succès l'examen d'aptitude prescrit par l'article 3 du présent décret.

TITRE II.

AVANCEMENT.

Médecins t pharmaciens de réserve.

Art. 9. L'avancement à tous les grades de la hiérarchie est donné exclusivement au choix.

Il a lieu sur l'ensemble des médecins et pharmaciens de réserve, dans chaque catégorie respective.

Art. 10. Les médecins et pharmaciens de réserve, provenant des médecins ou des pharmaciens civils, ne peuvent pas dépasser, en temps de paix, le grade de médecin ou de pharmacien major de 2e classe.

Les anciens médecins ou pharmaciens militaires de l'armée active peuvent parvenir, par avancement dans la réserve, jusqu'au grade de médecin ou pharmacien-major de 1re classe inclusivement.

Art. 11. Les médecins et pharmaciens de réserve ne peuvent être promus au grade de médecin ou pharmacien-major de 2e classe qu'après avoir subi avec succès un examen spécial portant sur des connaissances militaires et administratives, dont le programme est arrêté par le Ministre de la guerre.

Toutefois, les médecins et pharmaciens de réserve qui ont servi dans l'armée active comme officiers du corps de santé militaire, sont dispensés de cet examen, qui est indépendant de celui prévu par les articles 3 et 8 du présent décret.

Art. 12. Le temps d'ancienneté minimum, nécessaire pour passer d'un grade au grade immédiatement supérieur, est fixé ainsi qu'il suit dans le cadre des médecins et pharmaciens de réserve :

Quatre années dans le grade de médecin ou de pharmacien aide-major de 2e classe;

Six années dans le grade de médecin ou de pharmacien aide-major de 1re classe;

Six années dans le grade de médecin ou de pharmacien-major de 2e classe.

Toutefois, le temps d'ancienneté exigé pour la nomination au grade de médecin ou de pharmacien aide-major de 1re classe est réduit à deux années pour les médecins et pharmaciens de réserve qui remplissent ou ont rempli l'une ou l'autre des fonctions énumérées ci-après :

Professeur titulaire ou professeur agrégé dans les facultés de médecine, les facultés mixtes de médecine et de pharmacie, les écoles supérieures de pharmacie, professeur titulaire ou professeur suppléant dans les écoles de plein exercice ou préparatoires de médecine ou de pharmacie; médecin, chirugien, accoucheur ou pharmacien des hôpitaux dans les villes où ces emplois sont donnés au concours; chefs de clinique ou prosecteur, nommé au concours dans les facultés ou les écoles de médecine, interne des hôpitaux nommé au concours dans les villes qui possèdent une faculté de médecine ou une faculté mixte de médecine et de pharmacie.

Art. 13. L'avancement des médecins et des pharmaciens de réserve, d'un grade déterminé, ne peut pas être plus rapide, quelle que soit leur origine, que l'avancement obtenu, soit au tour du choix, soit au tour de l'ancienneté, par les officiers du corps de santé de l'armée active ayant le même grade.

Peuvent être nommés au grade de médecin ou pharmacien-major de 2e classe, dans les conditions d'ancienneté des officiers du corps de santé de l'armée active promus au tour du choix, les médecins et les pharmaciens aides-majors de 1re classe de réserve qui remplissent l'une ou l'autre des fonctions énumérées ci-après : professeur titulaire ou professeur agrégé dans les facultés de médecine, les facultés mixtes de médecine et de pharmacie, les écoles supérieures de pharmacie, professeur titulaire ou professeur suppléant dans les écoles de plein exercice ou préparatoires de médecine et de pharmacie; médecin, chirurgien, accoucheur, ou pharmacien des hôpitaux dans les villes où ces emplois sont donnés au concours.

Les médecins et les pharmaciens aides-majors de 1re classe de réserve qui ne sont pas en possession de l'un des titres spécifiés ci-dessus ne peuvent parvenir au grade de médecin ou de pharmacien-major de 2e classe qu'après tous les officiers du corps de santé de l'armée active ayant la même ancienneté qu'eux dans le grade de médecin ou de pharmacien aide-major de 1re classe.

Les médecins et pharmaciens-majors de 2e classe de réserve qui ont servi dans l'armée active, comme officiers du corps de santé militaire, peuvent être nommés au grade de médecin ou de pharmacien-major de 1re classe, dans les conditions d'ancienneté des officiers du corps de santé de l'armée active promus au tour du choix, s'ils remplissent l'une ou l'autre des fonctions énumérées au second alinéa du présent article.

Dans le cas contraire, ces mêmes médecins et pharmaciens de réserve qui ont servi dans l'armée active ne peuvent parvenir audit grade de médecin ou pharmacien-major de 1re classe qu'après tous les officiers du corps de santé de l'armée active ayant la même ancienneté qu'eux dans le grade de médecin ou pharmacien-major de 2e classe.

Art. 14. Le Ministre de la guerre établit annuellement le tableau d'avancement des médecins et des pharmaciens de réserve.

Leur radiation du tableau a lieu, le cas échéant, dans les formes usitées pour les officiers du corps de santé de l'armée active.

Art. 15. L'ancienneté de grade des médecins et des pharmaciens de réserve est déterminée par la date du décret de nomination à ce grade, soit dans l'armée active, soit dans la réserve, déduction faite des interruptions de service.

Art. 16. Le temps passé dans leurs foyers par les médecins et pharmaciens de réserve compte pour l'ancienneté de grade.

Le temps passé dans la position hors cadres et le temps de la suspension sont déduits de l'ancienneté.

Art. 17. A grade égal, les médecins et pharmaciens de l'armée active ont le commandement sur les médecins et pharmaciens de réserve.

Toutefois, ceux de ces derniers qui ont servi dans l'armée active conservent les droits que leur conférait leur rang d'ancienneté au moment où ils ont quitté l'armée.

En outre, les médecins et pharmaciens qui servent dans la réserve avec le grade dont ils étaient pourvus dans l'armée active ont le commandement sur les autres médecins ou pharmaciens de réserve du même grade, même plus anciens.

Art. 18. En temps de guerre, ou lorsqu'ils sont employés hors d'Europe (l'Algérie et la Tunisie exceptées), les médecins et pharmaciens de réserve peuvent obtenir de l'avancement dans les conditions d'ancienneté fixées pour les officiers du corps de santé de l'armée active.

Les grades ainsi obtenus ne créent aux titulaires aucun droit pour être maintenus dans l'armée comme officiers du corps de santé de l'armée active.

Médecins et pharmaciens de l'armée territoriale.

Art. 19. L'avancement à tous les grades de la hiérarchie est donné exclusivement au choix.

Il porte sur l'ensemble des médecins et pharmaciens de l'armée territoriale, dans chaque catégorie respective.

Art. 20. Les médecins et les pharmaciens de l'armée territoriale ne peuvent pas dépasser, en temps de paix, le grade de médecin ou de pharmacien principal de 2e classe.

Art. 21. Les médecins et les pharmaciens de l'armée territoriale ne peuvent être nommés au grade de médecin ou pharmacien-major de 2e classe qu'après avoir subi avec succès l'examen d'aptitude prévu par l'article 11 du présent décret.

Toutefois, les médecins et les pharmaciens de l'armée territoriale qui ont servi dans l'armée active comme officiers du corps de santé militaire sont dispensés de cet examen.

Art. 22. Le temps d'ancienneté minimum nécessaire pour paser d'un grade au grade immédiatement supérieur est fixé ainsi qu'il suit, dans le cadre des médecins et des pharmaciens de l'armée territoriale :

Quatre années dans le grade de médecin ou de pharmacien aide-major de 2e classe ;

Six années dans le grade de médecin ou de pharmacien aide-major de 1re classe ;

Six années dans le grade de médecin ou de pharmacien-major de 2e classe ;

Cinq années dans le grade de médecin ou de pharmacien-major de 1re classe.

Toutefois, le temps d'ancienneté exigé pour la nomination au grade de médecin ou de pharmacien aide-major de 1re classe est réduit à deux années pour les médecins et les pharmaciens de l'armée territoriale qui remplissent ou ont rempli l'une ou l'autre des fonctions énumérées au dernier alinéa de l'article 12 du présent décret.

Art. 23. L'avancement des médecins et des pharmaciens de l'armée territoriale, d'un grade déterminé, ne peut pas être plus rapide, quelle que soit leur origine, que l'avancement obtenu, soit au tour du choix, soit au tour de l'ancienneté, par les officiers du corps de santé de l'armée active ayant le même grade.

Peuvent être nommés successivement aux grades de médecin ou pharmacien-major de 2e classe, de médecin ou pharmacien-major de 1re classe, dans les conditions d'ancienneté des officiers du corps de santé de l'armée active promus au tour du choix, les médecins et pharmaciens de l'armée territoriale qui remplissent l'une ou l'autre des fonctions énumérées ci-après :

Professeur titulaire ou professeur agrégé dans les facultés de médecine, les facultés mixtes de médecine et de pharmacie, les écoles supérieures de pharmacie; professeur titulaire ou professeur suppléant dans les écoles de plein exercice ou préparatoires de médecine et de pharmacie; médecin, chirurgien, accoucheur, ou pharmacien des hôpitaux dans les villes où ces emplois sont donnés au concours.

Les médecins et les pharmaciens de l'armée territoriale qui ne sont en possession d'aucun des titres spécifiés ci-dessus ne peuvent parvenir aux grades de médecin ou pharmacien-major de 2e classe, de médecin ou pharmacien-major de 1re classe qu'après tous les officiers du corps de santé de l'armée active qui ont la même ancienneté qu'eux, soit dans le grade de médecin ou pharmacien aide-major de 1re classe, soit dans celui de médecin ou pharmacien-major de 2e classe.

Peuvent seuls être nommés au grade de médecin ou pharmacien principal de 2e classe, dans les conditions d'ancienneté des officiers du corps de santé de l'armée active promus audit grade, les médecins et les pharmaciens-majors de 1re classe de l'armée territoriale qui ont servi dans l'armée active avec le grade de médecin ou de pharmacien-major de 1re classe et ceux, sans distinction d'origine, qui remplissent l'une ou l'autre des fonctions énumérées ci-après :

Professeur titulaire ou professeur agrégé dans les facultés de médecine, les facultés mixtes de médecine et de pharmacie, les écoles supérieures de pharmacie; professeur titulaire dans les écoles de plein exercice ou préparatoires de médecine et de pharmacie; médecin, chirurgien, accoucheur ou pharmacien des hôpitaux, nommé au concours dans les villes qui possèdent une faculté de médecine ou une faculté mixte de médecine et de pharmacie.

Art. 24. Les dispositions de l'article 14 du présent décret sont applicables aux médecins et pharmaciens de l'armée territoriale.

Art. 25. L'ancienneté de grade des médecins et des pharmaciens de l'armée territoriale est déterminée par la date du décret de nomination à ce grade, soit dans l'armée active, soit dans la réserve, soit dans l'armée territoriale, déduction faite des interruptions de service.

Art. 26. Les dispositions de l'article 16 du présent décret sont applicables aux médecins et pharmaciens de l'armée territoriale.

Art. 27. A grade égal, les médecins et les pharmaciens de l'armée active ont toujours le commandement sur les médecins et les pharmaciens de l'armée territoriale.

Les médecins et pharmaciens qui servent dans l'armée territoriale avec le grade dont ils étaient pourvus dans l'armée active ont le commandement sur les autres médecins et pharmaciens de l'armée territoriale du même grade, même plus anciens.

Art. 28. Les dispositions de l'article 18 du présent décret sont applicables aux médecins et pharmaciens de l'armée territoriale.

Art. 29. Sont et demeurent abrogés les décrets des 10 janvier 1884, 2 mai et 26 août 1887, 19 décembre 1889, relatifs au recrutement et à l'avancement des médecins et pharmaciens de réserve et de l'armée territoriale, ainsi que toutes les dispositions contraires contenues dans les décrets ou règlements antérieurs au présent décret.

Art. 30. Le Ministre de la guerre est chargé de l'exécution du présent décret.

Fait à Moutiers, le 9 août 1897.

FELIX FAURE.

Par le Président de la République :
Le Ministre de la guerre,
BILLOT.

Paris et Limoges. — Imprimerie militaire Henri CHARLES-LAVAUZELLE.

196

www.ingramcontent.com/pod-product-compliance
Ingram Content Group UK Ltd.
Pitfield, Milton Keynes, MK11 3LW, UK
UKHW020442220726
13923UKWH00005B/2278

9 782019 637620